# BEI GRIN MACHT SICH IHR WISSEN BEZAHLT

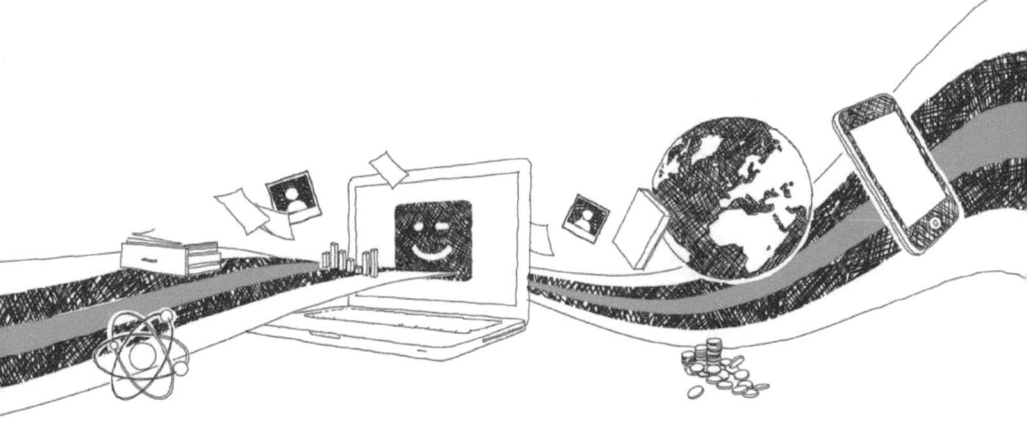

- Wir veröffentlichen Ihre Hausarbeit, Bachelor- und Masterarbeit

- Ihr eigenes eBook und Buch - weltweit in allen wichtigen Shops

- Verdienen Sie an jedem Verkauf

## Jetzt bei www.GRIN.com hochladen und kostenlos publizieren

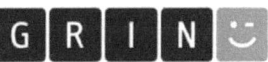

**Bibliografische Information der Deutschen Nationalbibliothek:**

Die Deutsche Bibliothek verzeichnet diese Publikation in der Deutschen National-
bibliografie; detaillierte bibliografische Daten sind im Internet über http://dnb.d-
nb.de/ abrufbar.

**Impressum:**

Copyright © 2007 GRIN Verlag, Open Publishing GmbH
Druck und Bindung: Books on Demand GmbH, Norderstedt Germany
ISBN: 9783640516919

**Dieses Buch bei GRIN:**

http://www.grin.com/de/e-book/141270/zur-gesundheitssituation-von-kindern-und-
jugendlichen

Heike Ulatowski

# Zur Gesundheitssituation von Kindern und Jugendlichen

## Ergebnisse der Epidemiologie und der Gesundheitsberichterstattung

GRIN Verlag

**GRIN - Your knowledge has value**

Der GRIN Verlag publiziert seit 1998 wissenschaftliche Arbeiten von Studenten, Hochschullehrern und anderen Akademikern als eBook und gedrucktes Buch. Die Verlagswebsite www.grin.com ist die ideale Plattform zur Veröffentlichung von Hausarbeiten, Abschlussarbeiten, wissenschaftlichen Aufsätzen, Dissertationen und Fachbüchern.

**Besuchen Sie uns im Internet:**

http://www.grin.com/

http://www.facebook.com/grincom

http://www.twitter.com/grin_com

# Hamburger Fern-Hochschule

**Studiengang:** Pflegemanagement

**Studienfach:** Gesundheitswissenschaft

## Hausarbeit

**Thema C-1:** Zur Gesundheitssituation von Kindern und Jugendlichen. Ergebnisse der Epidemiologie und der Gesundheitsberichterstattung

**Fragestellung:** Inwieweit sind gesundheitsfördernde Maßnahmen geeignet, die gesundheitliche Situation von Kindern und Jugendlichen nachhaltig zu verbessern?

von:

Heike Ulatowski

# Inhaltsverzeichnis Seite

# 1. Einleitung

Die vorliegende Arbeit beschäftigt sich mit der Gesundheitssituation von Kindern und Jugendlichen in Deutschland. Die massen-mediale Berichterstattung malt ein überwiegend düsteres Bild, was die gesundheitliche Verfassung der nachwachsenden Generation, vor allem, aber nicht nur von Kindern und Jugendlichen aus sozial schwachem familiärem Umfeld angeht: Dieser Altersgruppe sei in besorgniserregend hohem Maße von Krankheiten, Suchtgefahr und Übergewicht betroffen, die kinder- und jugendärztliche Versorgung werde insbesondere in so genannten Problemvierteln den Bedürfnissen ihrer Patienten nicht mehr oder nur noch eingeschränkt gerecht. Wenngleich hier keineswegs der Anspruch auf Sachlichkeit oder gar Objektivität erhoben werden kann, so ist doch das seit Jahren zu verzeichnende öffentliche Interesse an dieser Thematik durchaus auch als Indikator für dessen soziale und politische Relevanz zu betrachten.

Die wissenschaftliche Forschung blieb diesbezüglich lange Zeit auf regional, altersmäßig oder thematisch eingegrenzte Studien beschränkt, bis im Jahre 2006 mit der „Studie zur Gesundheit von Kindern und Jugendlichen in Deutschland" (KiGGS) des Robert-Koch-Instituts erstmals ein repräsentativer und umfassender Forschungsbericht erstellt wurde. Im Rahmen des gesundheitswissenschaftlichen Diskurses ist jedoch eine solide Datenbasis unabdingbar. Wichtigste Informationsquellen der epidemiologischen Forschung sind neben den amtlichen Statistiken und Registern, beispielsweise dem Krebsregister, vor allem die Gesundheitsberichterstattung des Bundes sowie Gesundheitssurveys des Robert-Koch-Instituts, wie etwa dem Bundesgesundheitssurvey oder telefonischen Gesundheitssurveys (vgl. Kurth/Ziese, 2006: 494/495). In der neueren gesundheitswissenschaftlichen Diskussion wird der Epidemiologie im Kreise der Public-Health-Disziplinen eine zentrale Position zugeschrieben.

Die Epidemiologie, im 19. Jahrhundert einst definiert als „Studium der Verteilung und der Determinanten von Krankheitshäufigkeiten in menschlichen Populationen", hat sich mittlerweile inhaltlich ausgedehnt auf die „Bearbeitung von Fragen aus dem Bereich der Medizin, der Gesundheitssystemforschung und der Gesundheitswissenschaften mit Methoden der empirischen Sozialforschung und der Statistik" (Brand/Brand/Schröder/Laaser, 2006: 257). Sie lässt sich wiederum nach Methoden und Anwendungsbereichen differenzieren in deskriptive und analytische Epidemiologie, sowie inhaltlich in die Bereiche genetische Epidemiologie und Sozialepidemiologie. Für die hier untersuchte Thematik ist in erster Linie die Sozialepidemiologie von Bedeutung, die, hervorgegangen aus der medizinischen Epidemiologie und der empirischen Sozialforschung, vor allem nach „Zusammenhängen zwischen Gesellschaft, Krankheit und Gesundheit" sucht und überdies eine „wichtige Informationsgrundlage für die Forderung nach einer Reduzierung der sozial bedingten gesundheitlichen Benachteiligung" darstellt (dies.: 2006: 259).

Ausgehend von der Hypothese, dass soziale Ungleichheit auch gesundheitliche Ungleichheit nach sich zieht, wird im Folgenden die Fragestellung bearbeitet, inwieweit gesundheitspolitischen bzw. gesundheitsfördernden Maßnahmen geeignet sind, um die gesundheitliche Situation von Kindern und Jugendlichen aus sozial benachteiligten Schichten nachhaltig zu verbessern. Hierbei sind zunächst die Begriffe „soziale" und „gesundheitliche Ungleichheit" zu definieren und das Vorliegen eines zwischen beiden gesellschaftlichen Phänomenen bestehenden Zusammenhangs zu klären. Vorab wird jedoch der gesundheitliche Ist-Zustand von Kindern und Jugendlichen in der Bundesrepublik dargelegt. Im Anschluss an die Diskussion möglicher Entstehungs- bzw. Erklärungsmodelle gesundheitlicher Ungleichheit werden abschließend mögliche gesundheitsfördernde Maßnahmen und dementsprechend nötige gesundheits-, sozial- und bildungspolitische Veränderungen erörtert.

Gesundheitliche Benachteiligung ist bei Kindern und Jugendlichen zum einen deshalb von gravierender Bedeutung, weil sie sich in einer Phase der Prägung bzw. der Identitätsbildung befinden, in der sie auf Störungen und negative Beeinträchtigungen besonders empfindlich reagieren. Zum anderen ist neben der entwicklungsbedingten erhöhten Vulnerabilität die Gefahr einer Chronifizierung bzw. dauerhaften physischen und/oder psychischen Schädigung, die sich möglicherweise das gesamte Leben hindurch fortsetzen kann, gegeben. Schließlich ist aus lerntheoretischer wie auch aus sozialisationstheoretischer Sicht zu bedenken, dass sich durch Erlernen und Internalisieren gesundheitsschädlicher Verhaltensweisen und Lebensstile durch deren meist unreflektierte Übernahme in das spätere Erwachsenenleben eine negative Vorbildfunktion für die dann nachfolgende Generation ergibt, sodass diese Verhaltensweisen und Lebensstile von Generation zu Generation weiter gegeben werden.

Materielle und immaterielle Investitionen in auf Kinder und Jugendliche abgestimmte Gesundheitsprojekte und gesundheitsfördernde Maßnahmen sind somit Investitionen in die Zukunft, um nicht nur dieser, sondern auch den nächsten heranwachsenden Generationen eine Kindheit und ein Leben unter gesunden und entwicklungsfördernden Bedingungen zu ermöglichen. Doch sind nicht alle Maßnahmen gleich effektiv; im Gegenteil, oftmals werden lediglich Personen erreicht, die ohnehin schon einen reflektierten Umgang mit ihrer Gesundheit pflegen. Es gilt somit die Gesundheitsförderung so zu gestalten, dass die gesundheitlicher Benachteiligung ausgesetzten Kinder und Jugendlichen davon tatsächlich profitieren können. Zum Abschluss sei angemerkt, dass die nicht nur in demographischer Hinsicht dringend benötigte Leistungsfähigkeit kommender Generationen in nicht unerheblichem Maße von deren Gesundheitszustand abhängen wird, wobei jedoch Gesundheit nicht zum alles dominierenden Ideal erhoben werden darf, da ein solches zu „totalitären sozialen Maßnahmen führen (kann), die mit Lebendigkeit nicht vereinbar sind" (Simon, 2000: 56).

Hinsichtlich der theoretischen Konzeption gesundheitsfördernder Maßnahme hat sich dem salutogenetischen Ansatz von Antonovsky folgend ein signifikanter Wandel ergeben. Die ehedem pathogene Ausrichtung der Gesundheitsförderung ist weitgehend eine salutogenetischen Orientierung gewichen, die auf eine Mobilisation und Stärkung der Ressourcen und Fähigkeiten der Betroffenen zur Verbesserung bzw. Wiederherstellung ihrer Gesundheit abstellt. Bezogen auf die Gesundheitsförderung bei Kindern und Jugendlichen bedeutet dies etwa eine Stärkung der Abwehrkräfte gegen Gruppendruck und damit verbundene (alterstypische) riskante bzw. gesundheitsschädigende Verhaltensweisen.

## 2. Soziale und gesundheitliche Ungleichheit

Soziale und gesundheitliche Ungleichheit sind im internationalen Vergleich auch in Ländern mit einem relativ hohen Grad an sozialer Sicherung anzufinden. Seit den 60ger Jahren des letzten Jahrhunderts sprechen die Ergebnisse nationaler Gesundheitssurveys dafür, dass zwischen dem gesundheitlichen und dem soziökonomischen Status, im Wesentlichen bestehend aus Einkommen, Bildung, Macht und Einfluss, von gesellschaftlichen Gruppen oder Individuen ein signifikanter Zusammenhang besteht. Auch bei nahezu gleichen Zugangschancen zu medizinischer Infrastruktur und Versorgung ergibt sich innerhalb der Bevölkerung eine ungleiche Verteilung von Gesundheit und Krankheit: Menschen mit geringem sozioökonomischen Status sind kränker, nehmen präventive Angebote wenige wahr und sterben früher als solche mit höherem soziökonomischen Status. In Ländern mit wachsenden Einkommensunterschieden lässt sich seit den 1970ger Jahren ebenfalls eine Zunahme hinsichtlich der Unterschiede der Lebenserwartung zu Gunsten von Personen mit höherem soziökonomischen Status verzeichnen (vgl. Elkeles / Mielck, 1997: 23-26). Bevor im weiteren Verlauf die Situation in Deutschland erörtert werden soll, scheint es sinnvoll, zunächst eine inhaltliche und begriffliche Bestimmung dessen vorzunehmen, was unter sozialer Ungleichheit bzw. als gesundheitlicher Ungleichheit zu verstehen ist.

## 2.1 Soziale Ungleichheit

Soziale Ungleichheit lässt sich differenzieren in vertikale und horizontale soziale Ungleichheit. Letztere bezeichnet die Verteilung von Merkmalen wie etwa Alter, Geschlecht, Familienstand und Nationalität innerhalb der Gesellschaft, wobei hier keine hierarchische Einteilung vorgenommen wird. Demgegenüber beinhalten die Merkmale vertikaler Ungleichheit, Einkommen, Bildung und beruflicher Status, sehr wohl eine hierarchische Einordnung in eine so genannte soziale Schicht. „Ein besonderes Gewicht kommt dabei dem Einkommen zu, da die (Einkommens-)Armut häufig als zentraler Indikator für die vertikale soziale Ungleichheit angesehen wird" (Mielck, 2005: 8). Vertikale Ungleichheit kann auch in einer Gruppe bestehen, die homogene bzw. gleiche Merkmale horizontaler Ungleichheit aufweist.

Eine extreme Form sozialer Ungleichheit innerhalb einer Gesellschaft stellt das Vorliegen relativer Armut dar. Im Gegensatz zu absoluter Armut, die dann vorliegt, wenn die betroffenen Menschen unterhalb des Existenzminimums leben, d. h. ihnen nicht einmal das zum Überleben Notwendige, wie etwa ausreichende Nahrung, Kleidung, Wohnung und gesundheitliche Versorgung, zur Verfügung steht, bedeutet relative Armut, dass die Betroffenen so weit unter den durchschnittlichen Lebensverhältnissen liegen, dass eine angemessene Teilhabe am wirtschaftlichen und sozialen Leben für sie nicht mehr möglich ist. Menschen, die in relativer Armut leben, verfügen über „so geringe materielle, kulturelle und soziale Mittel (...), dass sie von der Lebensweise ausgeschlossen werden, die als unterste Grenze des Akzeptablen annehmbar ist" (Hurrelmann, 2000: 23). Relative Armut lässt sich wiederum auf zwei unterschiedliche Weisen berechnen: Einmal lassen sich Menschen als arm definieren, wenn sie Sozialhilfe bzw. Arbeitslosengeld II (ALG II) beziehen, zum anderen lässt sich Armut über das Äquivalenz-Einkommen bestimmen, welches die Summe angibt, die pro Haushaltsmitglied verfügbar ist. Für den Zeitraum von 1973 bis 1998 lässt sich nach „beide(n) Definitionen eine erhebliche Zunahme der Armut in Deutschland anzeigen" (Mielck, 2005: 10), wobei mit dem Indikator „Empfang von Sozialhilfe bzw. ALG II" eine „besonders krasse Form der Armut erfasst wird" (ders., ebenda).

Obgleich in der soziologischen Forschung oftmals die Auffassung herrscht, dass dank des gesellschaftlichen Modernisierungsprozesses von einer von „Verteilungskonflikten" gekennzeichneten „Mangelgesellschaft" hin zu einer (post)modernen „Risikogesellschaft" (Beck, 1986: 27) eindeutig differenzierbare sozialen Schichten nicht mehr vorzufinden seien, kommen jedoch sozial-epidemiologische Studien immer wieder zu dem Schluss, „dass die Personen aus den unteren Statusgruppenerheblich kränker sind als die Personen aus den oberen Statusgruppen" (Mielck / Helmert, 2006: 604). Allerdings hat auch Ulrich Beck Mitte der 1980ger festgestellt, dass die „soziale Ungleichheit erneut und in erschreckendem Maße" zugenommen hat (Beck, 1986: 143). Die Merkmale vertikaler Ungleichheit, sprich Einkommen, Bildung und Beruf, sind nach wie vor von erheblicher Bedeutung, da sie Gesundheitszustand und Lebenserwartung der Menschen maßgeblich mitbestimmen.

Es ist allerdings sinnvoll, vertikale und horizontale Merkmale zu kombinieren und inhomogene, große Bevölkerungsgruppen weiter zu differenzieren, um „nach Untergruppen zu suchen, bei denen die gesundheitliche Belastungen besonders groß sind" (Mielck / Helmert, 2006: 605). Nur so lassen sich spezielle und auf die entsprechenden Zielgruppen ausgerichtete gesundheitsfördernde Maßnahmen entwickeln, welche die Adressaten auch tatsächlich in adäquater Form erreichen können.

## 2.2 Gesundheitliche Ungleichheit

Gesundheitliche Ungleichheit bezieht sich nicht nur auf die ungleiche Verteilung des Gesundheitsstatus, vielmehr wird gemeinhin der Zusammenhang zwischen dem sozialen Status und dem Gesundheitszustand gesundheitliche Ungleichheit bezeichnet. In der englischsprachigen Forschung wird darüber hinaus zwischen „health inequality", also der Bezeichnung aller sozialen Differenzierungen hinsichtlich des Gesundheitszustandes, und „health inequity", der Beschreibung ungerechter Unterschiede des Gesundheitszustandes, unterschieden, wobei nur solche Gesundheitsunterschiede politischer Intervention bedürfen, die als ungerecht, eben als „health inequities" angesehen werden (vgl. Mielck, 2005: 7). Eine vergleichbare Unterscheidung existiert in der deutschsprachigen Literatur nicht; die bestehenden Unterschiede bezüglich der Mortalität und der Morbidität auf Grund von vertikaler Ungleichheit sind jedoch so bedeutend, dass es sich hierbei um „health inequities" handelt. So liegt etwa die Lebenserwartung von Männern mit einem monatlichen Einkommen von mehr als 4500 € circa 15 Jahre über der von Männern mit einem monatlichen Einkommen von weniger als 1500 €, bei Frauen beträgt der Unterschied circa 10 Jahre (vgl. Lauterbach et al, 2006: 7).

Bleibt somit zu klären, welche Faktoren als ursächlich für das Auftreten gesundheitlicher Ungleichheit anzusehen sind. Es gibt keinen direkten Kausalzusammenhang zwischen vertikaler sozialer Ungleichheit und gesundheitlicher Ungleichheit, sondern der „Einfluss ist indirekt und wird über andere Faktoren vermittelt, die mit dem sozialen Status zusammenhängen" (Mielck / Helmert, 2006: 617).

## 2.3 Entstehung gesundheitlicher Ungleichheit

Die Entstehung gesundheitlicher Ungleichheit lässt sich nicht durch monokausale Ursache-Wirkungsmechanismen erklären, vielmehr sind verschiedene Faktoren als ursächlich anzusehen. Durch soziale Ungleichheit, vor allem hinsichtlich der Merkmale Bildung, Berufsstatus und Einkommen, ergeben sich Unterschiede in den gesundheitlichen Belastungen, etwa am Arbeitsplatz oder bezüglich der Wohnsituation, in den Bewältigungsressourcen, was zum Beispiel soziale Unterstützung oder Coping-Strategien angeht, und in der gesundheitlichen Versorgung, beispielsweise im Hinblick auf die Inanspruchnahme von gesundheitlichen Leistungen oder die Arzt-Patient-Kommunikation.

Diese Unterschiede führen nun wiederum zu unterschiedlichem Gesundheits- und Krankheitsverhalten. Gesundheitliche Ungleichheit entsteht nun durch das Zusammenwirken und Ineinandergreifen der genannten Faktoren. Hierunter fallen etwa die mit dem sozioökonomischen Status verbundenen Lebensbedingungen, zum Beispiel körperlich belastende Arbeitsbedingungen, sowie sozial bzw. kulturell tradierte gesundheitsfördernde Verhaltensweisen, etwa gesunde Ernährung oder sportliche Betätigung, oder gesundheitsschädigende Verhaltensweisen, wie zum Beispiel Rauchen oder Bewegungsarmut.

Personen mit geringem Einkommens-, Sozial- und Bildungsstatus verfügen meist über wenige oder wenig gut funktionierende soziale Netzwerke und sind über professionelle soziale Unterstützungsangebote schlecht informiert; sie können Ärzten oder anderen professionellen Helfern gegenüber ihre Anliegen und Interessen in der Regel nicht adäquat vorbringen. Es ist weiterhin davon auszugehen, dass die daraus resultierende Neigung zu gesundheitsgefährdendem Verhalten weitere Risikofaktoren wie etwa Übergewicht oder Bluthochdruck beeinflussen (Mielck / Helmert, 2006: 616 - 618).

**Modell zur Erklärung gesundheitlicher Ungleichheit**

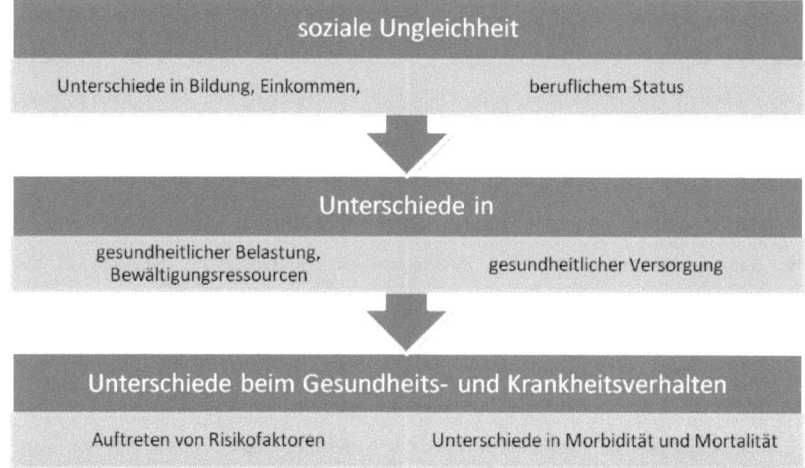

(Quelle: Mielck, 2005: 53)

## 3. Gesundheitszustand von Kindern und Jugendlichen

Im Folgenden wird die gesundheitliche Verfassung von Kindern und Jugendlichen in Deutschland dargestellt. Hierbei gilt es jedoch zunächst den jeweiligen sozio-ökonomischen Status zu ermitteln und daran anschließend die gesundheitlichen Auswirkungen sozialer Deprivation und das entsprechende Ausmaß an gesundheitlicher Benachteiligung von Kindern und Jugendlichen mit geringem sozio-ökonomischen Status darzustellen.

## 3.1 Sozio-ökonomische Situation von Kindern und Jugendlichen

In der heutigen Zeit ist relative Armut nicht mehr allein ein Phänomen gesellschaftlicher Randgruppen und ökonomisch marginaler Schichten, sondern inzwischen ist das „relative Armutsrisiko in die „normalen Schichten" der Gesellschaft vorgedrungen. So zählt zur Gruppe der Niedrigeinkommensbezieher (weniger als 60 % des Durchschnittseinkommens) etwa jeder fünfte Bundesbürger (...)" (Hurrelmann, 2000: 22). Kinder erhöhen das

Armutsrisiko in nicht unerheblicher Weise, etwa durch berufliche Benachteiligung von Müttern (Vätern) oder durch deren (erzwungenen) Verzicht auf eine (Vollzeit) Berufstätigkeit auf Grund unzureichender institutioneller Kindertagesbetreuung. Hinzu kommt, dass gerade in sozial schwachem Milieu überdurchschnittlich viele Kinder geboren werden, nicht zuletzt deshalb, weil arbeits-, berufs- und somit meist auch chancenlosen jungen Frauen oftmals die „Flucht" in die traditionelle Frauenrolle der Hausfrau und Mutter antreten (vgl. Klink, 2000: 55).

Kinder weisen mittlerweile einen erschreckend hohen Anteil an der von Armut betroffenen Bevölkerung auf, sie sind „die Bevölkerungsgruppe, die den höchsten Anteil an Sozialhilfe erhält" (Hurrelmann, 2000: 23), etwa 10 % aller unter 18-jährigen sind Hartz-IV-Empfänger. Vor allen Dingen Kinder und Jugendliche, die bei nur einem Elternteil aufwachsen, sind überproportional benachteiligt: so waren etwa 2003 „30,6 % der Ein-Eltern-Haushalte von Armut betroffen", Hilfe zum Lebensunterhalt bezogen „bei den allein Erziehenden 23,9%, je mehr Kinder, desto höher die Wahrscheinlichkeit, Sozialhilfe zu erhalten" (Kolip / Lademann, 2006: 628).

Besonders gravierend stellt sich die Benachteiligung von Kindern und Jugendlichen mit Migrationshintergrund dar (vgl.: Bundesministerium für Arbeit und Soziales, 2005: 81-83). Insgesamt lässt sich hinsichtlich der Lebenslagen von Kindern eine Zunahme sozialer Ungleichheit beobachten: „Allein Erziehende sind in der Einkommensschichtung weit überwiegend in den unteren Einkommensgruppen vertreten. Ein Drittel der allein Erziehenden hat monatlich weniger als 1.300 Euro zur Verfügung, fast drei Viertel weniger als 2.000 Euro. Dagegen zählen Paare mit Kindern deutlich häufiger zu den Haushalten mit mittlerem und höherem Einkommen" (ders., 2005: 74).


Um einen Zusammenhang von sozialer Ungleichheit und Gesundheit bei Kindern und Jugendlichen zu eruieren, ist es sinnvoll, zunächst den sozio-ökonomischen Status zu ermitteln. Dieser lässt sich zum einen durch Angaben zu Ausbildung, beruflichem Status und Einkommen der Eltern und zum anderen durch den jeweiligen Schultyp des Kindes bestimmen. „Die Unterscheidung zwischen Haupt-, Realschule und Gymnasium erlaubt eine relativ klare sozio-ökonomische Rangordnung" (Mielck, 2005: 25).

## 3.2 Gesundheitliche Situation von Kindern und Jugendlichen

Wenngleich Kinder und Jugendliche eine vergleichsweise gesunde Bevölkerungsgruppe darstellen, kann jedoch nicht davon ausgegangen werden, dass diese Altersgruppe nicht unter massiven Beeinträchtigungen des Gesundheitsstatus zu leiden hätte. Ähnlich wie in der Gesamtbevölkerung haben auch hier Seuchen und Infektionskrankheiten zunehmend an Bedeutung verloren. Demgegenüber wird das Morbiditätsspektrum auch bei Kindern und Jugendlichen von chronisch-degenerativen Erkrankungen, psychischen und psychosoziale Auffälligkeiten sowie psychosomatischen Beschwerden, hier vor allem Störungen des Essverhaltens, dominiert (vgl.: Palentin, 2003: 636). Im Folgenden soll daher nur kurz die Prävalenz somatischer Erkrankungen bei den 0 bis 17-jährigen dargestellt werden, sowie im Anschluss daran die Lebenszeitprävalenz chronischer somatischer Erkrankungen in dieser Altersgruppe.

**Prävalenz von somatischen Erkrankungen bei Kindern und Jugendlichen in Deutschland.**

| Erkrankung | Anteil |
|---|---|
| **Atemwegserkrankungen** | **88,5 %** |
| **Davon:** Bronchitis | 19, 9 % |
| Mandelentzündung | 18,5 % |
| Ottitis media | 11 % |
| Pseudokrupp | 6,6 % |
| Lungenentzündung | 1,5 % |
| **Magen-Darm-Infekte** | **46,8 %** |
| **Herpesinfektion** | **12,8 %** |
| **Bindehautentzündung** | **7,8 %** |
| **Harnwegsinfektionen** | **4,8 %** |

(Quelle: Kamtsirus / Atzpodien / Ellert / Schlack / Schlauch, 2007: 689)

Lebenszeitprävalenz der häufigsten chronischer somatischer Erkrankungen

| Erkrankung | Anteil |
|---|---|
| Obstruktive Bronchitis | 13,3 % |
| Neurodermitis | 13, 2 % |
| Heuschnupfen | 10,7 % |
| Skoliose | 5,2 % |
| Asthma bronchiale | 4,7 % |

(Quelle: dies., ebenda)

## 3.3 Gesundheitsstatus und sozialer Status der Eltern

Ebenso wie bei den Erwachsenen, besteht auch in der Altersgruppe der Kinder und Jugendlichen ein Zusammenhang zwischen sozialer und gesundheitlicher Deprivation, Kinder und Jugendlichen mit niedrigem sozio-ökonomischem Status weisen im Vergleich zu solchen mit höherem oder hohem Status eine besonders hohe Morbidität auf. Dies sei an der nachstehenden Tabelle veranschaulicht.

**Schultyp und allgemeiner Gesundheitszustand bei Schulkindern (Angaben zu gesundheitlichen Beschwerden in %)**

| Geschlecht | Jungen | | Mädchen | |
|---|---|---|---|---|
| Schultyp | Gymnasium | Hauptschule | Gymnasium | Hauptschule |
| Kopfschmerzen | 7,9 % | 10,4 % | 8,7 % | 18,0 % |
| Halsschmerzen | 3,8 % | 4,8 % | 3,5 % | 6,8 % |
| Bauchschmerzen | 3,8 % | 6,8 % | 7,5 % | 15,0 % |
| Rückenschmerzen | 2,2 % | 4,5 % | 3,2 % | 6,8 % |

(Quelle: Mielck, 2005: 26)

Ein ähnliches Bild ergibt sich hinsichtlich der Zahngesundheit von Kindern, die ebenfalls positiv mit dem sozialen Status ihrer Eltern korreliert. Die Zahngesundheit der Kinder steht demnach in einem deutlichen Zusammenhang mit dem Bildungsgrad ihrer Eltern. Während lediglich 24,7 % der Kinder von Eltern mit Fachhochschulreife oder Abitur eine schlechte Zahngesundheit aufwiesen, betrug dieser Anteil bei Kindern von Eltern mit mittlerer Reife 34,9 % und bei Kindern von Eltern mit Hauptschulabschluss oder ohne Schulabschluss 40,4 % (vgl. ders., 2005: 32 / 33).

Untypisch ist hingegen die Verteilung von Allergien, Asthma und Pseudokrupp; hier zeigt sich eine deutliche höhere Erkrankungshäufigkeit bei Kindern aus den höheren Statusschichten. So liegt beispielsweise die Prävalenz von Pseudokrupp bei Kindern von null bis sechs Jahren bei insgesamt 9,3 %. Davon fallen 12,8 %  auf Kinder deren Eltern einen Universitätsabschluss vorweisen können, 10,5 % auf Kinder von Eltern mit Abitur, 8,3 % auf Kinder, deren Eltern die mittlere Reife besitzen und lediglich 5,3 % auf Kinder von Eltern mit einem Hauptschulabschluss. Allerdings lässt sich hier wiederum zeigen, dass der Anteil schwerwiegender Erkrankungen bei Kindern von Eltern mit geringem Sozialstatus oftmals höher ausfällt als bei Kindern von Eltern mit höherem sozialem Status.  Die Krankheitsfälle von kindlichem Asthma betreffen beispielsweise zwar zu 48, 4 % Kinder von Eltern mit hohem, zu 27,6 % Kinder von Eltern mit mittlerem und zu 24, 0 % Kinder von Eltern mit niedrigem Sozialstatus, doch bezüglich des Schweregrades der Krankheit ist festzustellen, dass leichte Fälle von Asthma in den unteren Sozialschichten seltener, schweres Asthma hingegen mehr als doppelt so häufig vorzufinden ist wie in den höheren Schichten (vgl. ders., 2005: 36/37). Kinder und Jugendlichen aus den unteren sozialen Schichten fallen zudem durch eine überdurchschnittlich hohe Unfallneigung auf, wobei sie überproportional häufig schwere Unfälle erleiden.

Bleibt somit festzuhalten, dass Kinder und Jugendliche zwar im Vergleich zu anderen Altersgruppen in der Regel über einen relativ guten Gesundheitszustand verfügen. Wie in der bundesrepublikanischen Bevölkerung insgesamt, so lässt sich auch hier eine Abnahme akuter bei gleichzeitiger Zunahme chronischer Erkrankungen konstatieren. Kinder und Jugendlichen aus sozial schwachen Schichten sind häufiger, länger und schwerwiegender krank als ihre Altersgenossen aus den höheren Schichten. Von den Folgen sozialer Ungleichheit sind bereits die Kleinste, sprich Kinder im Kindergartenalter, betroffen: „Kinder mit erhöhtem Armutsrisiko haben häufiger als nicht arme Kinder gesundheitliche Probleme oder sind in ihrer körperlichen Entwicklung zurückgeblieben. Weitere Merkmale der Ausgrenzung armer Kinder können unregelmäßige Zahlungen von Essensgeld in

Kindertagesbetreuungseinrichtungen, mangelnde körperliche Pflege, Auffälligkeiten im Spiel- und Sprachverhalten oder geringe Teilnahme am Gruppengeschehen sein" (Bundesministerium für Arbeit und Soziales, 2005: 82). Es lässt sich trotz formal gleicher Zugangschancen zu medizinischer Infrastruktur insofern ein Zusammenhang zwischen sozialer und gesundheitlicher Ungleichheit feststellen, als dass der Gesundheitszustand der Kinder und Jugendlichen positiv mit dem Sozialstatus (Einkommen, Bildung, Beruf) ihrer Eltern korreliert. Ein Umstand, der sozial- und gesundheitspolitisch nicht hinnehmbar ist, da in den letzten Jahren eine Zunahme der sozialen und somit auch der gesundheitlichen Ungleichheit zu verzeichnen gewesen ist.

## 4. Gesundheitsverhalten von Kindern und Jugendlichen

Faktoren, die das Gesundheitsverhalten von Kindern und Jugendlichen beeinflussen können, sind zum einen in deren sozialen und familiären Lebenswelten zu vermuten; d. h. es ist davon auszugehen, dass die Einstellungen und Verhaltensweisen von Kindern und Jugendlichen von ihrer unmittelbaren Umwelt maßgeblich (mit)geprägt werden. Mögliche Einflussfaktoren können zum anderen Schule, institutionelle Kindertagesbetreuung oder auch die Medien und (Sport)Vereine sein. Des Weiteren ist zu bedenken, dass gerade diese Altersgruppe gleichsam im Werden befindlicher junger Menschen aus entwicklungspsychologischer Sicht sowohl in hohem Maße beeinflussbar ist, da sie noch nicht psychisch und sozial so gefestigt sind wie Erwachsene, als auch eigenen alterstypischen Verhaltensweisen und Kodexen ihrer jeweiligen Peer Groups unterworfen sind. So sind zum Beispiel Angaben zu vermeintlich „coolem" Verhalten, etwa Alkohol- oder Nikotinabusus, oftmals mit Vorsicht zu genießen und entsprechend zu überprüfen.

## 4.1 Schichtspezifisches Gesundheitsverhalten

Das Gesundheitsverhalten von Erwachsenen ist keineswegs homogen, sondern steht in hohem Maße im Zusammenhang mit dem sozialen Status der jeweiligen Personen. Soziale Deprivation zieht nicht nur schlechte Arbeits- und Wohnbedingungen nach sich, sie führt auch oftmals zu einer erhöhten Neigung zu gesundheitsschädigender Verhaltensweisen. Das Krankheitsrisiko ist erhöht, insbesondere hinsichtlich „Leiden wie Schlaganfall, chronische Bronchitis, Schwindel, Rückenschmerzen und Depressionen sind in der unteren Sozialschicht sowohl bei Frauen wie Männern häufiger als in der oberen Schicht" (Bundesministerium für Gesundheit, 2006: 83). Für das Auftreten gesundheitsschädigenden Verhaltens ergibt sich folgende schichtspezifische Verteilung:

**Prävalenz verhaltensbezogener Risikofaktoren nach sozialer Schichtzugehörigkeit**

| | Männer | | | Frauen | | |
|---|---|---|---|---|---|---|
| | Unter- | Mittel- | Oberschicht | Unter- | Mittel- | Oberschicht |
| Rauchen | 47,4 % | 37,8 % | 29,0 % | 30,1 % | 29,5 % | 25,0 % |
| Starkes Übergewicht | 22,3 % | 18,9 % | 16,2 % | 31,4 % | 20,3 % | 9,9 % |
| Hypercholester- inämie | 33,1 % | 30,9 % | 35,7 % | 39,9 % | 33,0 % | 32,5 % |
| Sportlich inaktiv | 67,9 % | 61,4 % | 51,9 % | 78,5 % | 62,5 % | 51,4 % |
| Hypertonie | 22,1 % | 24,8 % | 25,6 % | 26,8 % | 20,2 % | 16,8 % |

(Quelle: Bundesgesundheitssurvey 1998, in: BM für Gesundheit, 2006: 84)

Ausgehend von den Erkenntnissen der Lerntheorie, könnte nun geschlussfolgert werden, dass bei Kindern und Jugendlichen ähnliche schichtspezifische Verhaltensmuster vorzufinden sind wie bei ihren Eltern. Das so genannte „Beobachtungslernen liegt vor, wenn eine Person Beobachtungen des Verhaltens und der Verhaltenskonsequenzen bei einer anderen Person nutzt, um später ihr eigenes Verhalten zu gestalten"; ein solches Lernen am Modell ist innerhalb der Familie und hier vor allem im Rahmen der familiären (primären) Sozialisation zwischen Eltern und Kindern vorzufinden und wird u.a. dadurch verstärkt, dass das „Modell positiv wahrgenommen wird", dass es beliebt und respektier ist (innerhalb der Bezugsgruppe), Ähnlichkeiten zwischen Modell und Beobachter wahrgenommen werden, dass das „Verhalten des Modells sichtbar und auffällig ist" und dass „es im Bereich der Kompetenz des Beobachters liegt, das Verhalten zu übernehmen" (Zimbardo: 1995: 295). Es wäre somit denkbar, dass Kinder und Jugendliche während des Heranwachsens das Gesundheitsverhalten ihrer Eltern teilweise oder ganz übernehmen.

## 4.2 Schichtspezifisches Gesundheitsverhalten von Kindern und Jugendlichen

Während Kinder noch recht offensichtlich unter elterlichem Einfluss stehen, ist das Jugendalter von zunehmendem Autonomiestreben geprägt. Im Laufe dieser Ablösungsphase tritt der Umgang mit Gleichaltrigen mehr und mehr in den Vordergrund. Alterstypisch nimmt auch die Neigung zu gefährlichem, riskantem und/oder verbotenem Verhalten zu. Von daher wird zunächst der Substanzgebrauch von Kindern und Jugendlichen und im Anschluss daran ihre Nutzung elektronischer Medien dargestellt. Danach erfolgt, ebenfalls unter Berücksichtigung des Sozialstatus bzw. der Schichtzugehörigkeit, eine Übersicht über die sportliche Aktivität und das Essverhalten von Kindern und Jugendlichen.

Im Rahmen des „Kinder- und Jugendsurveys" (KiGGS) ist der Gebrauch toxischer Substanzen von 14- bis 17-Jährigen im Zusammenhang mit den Variablen Geschlecht, Sozialstatus, besuchter Schultyp, Migrationshintergrund und Wohnregion, differenziert nach neuen und alten Bundesländern, untersucht worden.

**Prävalenz des Substanzgebrauchs bei 14- bis 17-jährigen Jungen (95%-Konfidenzintervalle)**

|  | Nikotin | Alkohol | Cannabis |
|---|---|---|---|
| **Sozialstatus** | | | |
| niedrig | 36,4 % | 46,0 % | 13,8 % |
| mittel | 30,1 % | 49,8 % | 15,4 % |
| hoch | 25,8 % | 44,5 % | 13,3 % |
| **Schultyp** | | | |
| Hauptschule | 42,2 % | 50,5 % | 15,6 % |
| Realschule | 31,4 % | 48,8 % | 13,9 % |
| Gesamtschule | 32,1 % | 41,3 % | 18,4 % |
| Gymnasium | 17,6 % | 43,9 % | 12,7 % |

(Quelle: Lampert / Thamm, 2007: 606)

Jungen mit Migrationshintergrund konsumierten deutlich weniger Nikotin, Alkohol und Cannabis als Jungen ohne Migrationshintergrund; in den neuen Bundesländern wurde mehr geraucht und mehr Cannabis konsumiert als in den alten Bundesländern, hier lag jedoch der Alkoholkonsum etwas höher als in den neuen Bundesländern.

Prävalenz des Substanzgebrauchs bei 14- bis 17-jährigen Mädchen (95%-Konfidenzintervalle)

| | Nikotin | Alkohol | Cannabis |
|---|---|---|---|
| **Sozialstatus** | | | |
| niedrig | 39,1 % | 23,9 % | 8,8 % |
| mittel | 33,0 % | 26,1 % | 10,4 % |
| hoch | 21,6 % | 28,2 % | 10,5 % |
| **Schultyp** | | | |
| Hauptschule | 46,6 % | 25,3 % | 12,0 % |
| Realschule | 33,5 % | 25,3 % | 7,8 % |
| Gesamtschule | 34,0 % | 18,2 % | 13,0 % |
| Gymnasium | 23,1 % | 28,8 % | 9,8 % |

(Quelle: dies., ebenda)

Ähnlich wie bei den Jungen lässt sich auch bei den Mädchen mit Migrationshintergrund im Vergleich zu Gleichaltrigen ohne Migrationshintergrund eine deutlich geringere Neigung zum Konsum von Nikotin, Alkohol und Cannabis ausmachen. Weibliche Jugendliche aus den neuen Bundesländern rauchen zwar wesentlich häufiger als ihre Altersgenossinnen in den alten Bundesländern, doch liegt hier der Konsum von Alkohol und Cannabis deutlich über dem in den neuen Bundesländern.

Bei den untersuchten männlichen Jugendlichen lässt sich mit Ausnahme des Cannabiskonsums (höchste Werte: mittlere Sozialschicht und Gesamtschule) ein signifikanter, positiver Zusammenhang zwischen niedrigem Sozialstatus bzw. Hauptschulbesuch und vermehrtem Substanzgebrauch verzeichnen. Bei den Mädchen ist hinsichtlich des Nikotinkonsums ebenfalls ein deutlicher Zusammenhang von Sozialstatus und Gesundheitsverhalten zu erkennen: Der Anteil der rauchenden Hauptschülerinnen ist im Vergleich zu den Gymnasiastinnen doppelt so hoch. Bezüglich des Alkohol- und des Cannabiskonsums lässt sich kein eindeutiger Zusammenhang zwischen Konsumverhalten und Schichtzugehörigkeit feststellen. Der Konsum von Cannabis und vor allem von Alkohol ist bei den männlichen Jugendlichen wesentlich höher als bei den weiblichen, diese konsumieren wiederum deutlich häufiger Nikotin als die Jungen.

Die Nutzung elektronischer Medien wurde im KiGGS an 11- bis 17-Jährigen untersucht. Hier ließen sich zunächst geschlechtsspezifische Unterschiede zeigen: Mädchen hören lieber Musik oder nutzen ihr Mobiltelefon, während Jungen lieber am Computer (Internet oder Spielkonsole). In Bezug auf TV- und DVD-Konsum ergaben sich keine nennenswerten Unterschiede zwischen den Geschlechtern. Jugendliche aus sozial schwachen Schichten und/oder mit geringer Schulbildung verbrachten deutlich mehr Zeit mit der Nutzung elektronischer Medien als Jugendliche mit höherem Sozial- und Bildungsstatus. Eine längere und häufigere Nutzung konnte auch bei Jugendlichen aus den neuen Bundesländern beobachtet werden; bei Jugendlichen mit Migrationshintergrund ließ sich dies nur bei den Jungen, nicht aber bei den Mädchen feststellen. Die vermehrte Nutzung elektronischer Medien korreliert mit der Neigung zu sportlicher Aktivität: „Ein Zusammenhang zur körperlich-sportlichen Aktivität lässt sich für Jugendliche feststellen, die täglich mehr als 5 Stunden mit der Nutzung elektronischer Medien zubringen. Diese Gruppe der starken Nutzer ist zudem vermehrt von Adipositas betroffen" (Lampert / Sygusch / Schlack, 2007: 645).

**Prävalenz für körperlich-sportliche Inaktivität (weniger als einmal pro Woche aktiv) bei 11- bis 17-jährigen Jungen und Mädchen (95%-Konfidenzintervalle)**

|  | Jungen | Mädchen |
|---|---|---|
| **Sozialer Status** |  |  |
| niedrig | 10,3 % | 28,1 % |
| mittel | 10,2 % | 20,2 % |
| hoch | 8,9 % | 15,8 % |
| **Migrationshintergrund** |  |  |
| ja | 9,4 % | 27,7 % |
| nein | 10,2 % | 20,1 % |
| **Wohnregion** |  |  |
| neue Bundesländer | 11,3 % | 27,4 % |
| alte Bundesländer | 9,8 % | 20,1 % |

(Quelle: Lampert, 2007: 640)

Der Kinder- und Jugendsurvey liefert ebenfalls Ergebnisse zum Lebensmittelkonsum von Kindern und Jugendlichen. Hierzu wurden mit Hilfe eines Fragebogens Verzehrhäufigkeit und -menge verschiedener Lebensmittel für den Zeitraum der letzten Woche vor der Befragung erhoben. Bei der Gruppe der 1- bis 10-Jährigen wurden die Eltern befragt; die 11- bis 17-Jährigen wurden selbst befragt. Neben dem erwartungsgemäß hohen Verzehr von Süßigkeiten, nehmen ca. Dreiviertel der Befragten nur einmal pro Monat Fast Food Gerichte zu sich. Abgesehen von kulturell bedingten Unterschieden im Essverhalten von Kindern und Jugendlichen mit Migrationshintergrund im Vergleich zu denjenigen ohne Migrationshintergrund, ließen sich geschlechtsspezifische Besonderheiten feststellen. Bezeichnend ist jedoch, dass sich das Essverhalten während des Übergangs von Kindheit und Jugend deutlich ändert: „Während mehr als die Hälfte der Kinder täglich Obst bzw. Gemüse konsumiert, nimmt dieser Anteil mit zunehmendem Alter ab" (Mensik / Klelser / Richter, 2007: 611). Der Konsum eher ungesunder Lebensmittel nimmt demensprechend zu.


## 4.3 Mögliche Einflussfaktoren auf das Gesundheitsverhalten von Kindern und Jugendlichen

Zusammenfassend lässt sich festhalten, dass Gesundheitsverhalten zumeist einen schichtspezifischen Kontext aufweisen, wie etwa Rauchen oder sportliche Inaktivität als „typische" Verhaltensweisen von Personen, die den unteren sozialen Schichten angehören. Hier ergeben sich durchaus Parallelen zwischen dem Gesundheitsverhalten von Erwachsenen und dem von Kindern und Jugendlichen. Wobei sich die Frage stellt, inwieweit das Gesundheitsverhalten der Eltern das der Kinder und Jugendlichen beeinflusst. Denkbar wäre, dass sich das Gesundheitsverhalten von Kindern maßgeblich an dem der Eltern orientiert, während das Gesundheitsverhalten im Jugendalter merklich an dem Verhalten Gleichaltriger ausgerichtet wird.

Aus entwicklungspsychologischer Sicht lässt sich Gesundheitsverhalten im Kindes- und Jugendalter als mögliche Strategie zur Bewältigung von Entwicklungsaufgaben begreifen. So macht auf den ersten Blick sinnlos erscheinendes riskantes Verhalten, etwa der Konsum legaler oder illegaler Drogen, im Kontext jugendlicher Lebenswelten insofern Sinn, als dass es den Zugang zu einer Peer Group ermöglicht bzw. erleichtert (vgl. Pinquart / Silbereisen,

19

2002: 873). Sofern derartige Verhaltensweisen nach dem Erreichen des Erwachsenenstatus abgelegt werden können, etwa durch Veränderungen der Präferenzstruktur, sind generell keine negativen Beeinträchtigungen zu befürchten. Negative gesundheitliche Auswirkungen sind aber dann zu erwarten, wenn sich problematische Verhaltensweisen im Jugendalter verfestigen: „So zeigen sich gesundheitliche Folgen einer sich im Jugendalter verfestigten ungesunden Ernährung und von Bewegungsmangel im mittleren und späteren Erwachsenenalter" (dies., 2002: 877).

Die vordringlichsten Entwicklungsaufgaben stellen die Ablösung von den Eltern und somit die Identitätsentwicklung und die Entwicklung eigener Lebensstile und Wertesysteme dar. Dies bedeutet, dass der elterliche Einfluss zu schwinden scheint, da sich Jugendlichen nun vornehmlich von den Verhaltensweisen Gleichaltriger beeinflusst werden. Es lässt sich jedoch beobachten, „das Jugendliche gezielt solche Peers suchen, die ihre Gewohnheiten teilen, und dass somit der Peereinfluss häufig etwa überschätzt wird" (dies., ebenda). Am Beispiel des Ernährungsverhaltens von Jugendlichen konnte gezeigt werden, der Einfluss jugendlicher Lebensstile, Einstellungen und Verhaltensweisen einen größeren Einfluss ausübt, als das Gesundheitsverhalten und Lebensstile der Eltern. „Dabei ist allerdings zu bedenken, dass an dieser Stelle allein der unmittelbare Einfluss der elterlichen Lebensstile auf das Ernährungsverhalten der Jugendlichen gemessen wurde" (Gerhards / Rössel, 2003: 64). Dennoch darf der mittelbare Einfluss der Eltern auch auf Jugendliche nicht unterschätzt werden; vielmehr wirkt der elterliche Lebensstil prägend auf die späteren Lebensstile der Kinder und übt somit einen nicht unerheblichen Einfluss auf deren (späteres) Gesundheitsverhalten aus: „Die Prägekraft der sozialen Herkunft ist offenbar so groß, dass auch unter der Voraussetzung unbeschränkter Ressourcen die gleichen Wünsche und Bedürfnisse wie gewöhnlich zu Tage treten und die Phantasie nur wenig über die Grenzen der reproduzierenden Lebensstile hinweg schweift" (dies., 2003: 91).

Als Einflussfaktoren für das Gesundheitsverhalten sind zu nennen: Das sozio-kultureller Status der Eltern, institutionelle Vorschulerziehung, besuchter Schultypus sowie Bildung, Geschlecht, Lebensstile und Einstellungen der Jugendlichen. Schließlich ist eingedenk der Tatsche, dass Kinder und Jugendlichen einen nicht unerheblichen Teil ihrer Freizeit mit Fernsehen verbringen, der Einfluss der Medien auf die beiden letztgenannten Aspekte vermutlich nicht unerheblich.

## 5. Gesundheitsfördernde Maßnahmen

Auf Kinder und Jugendliche abgestimmte gesundheitsfördernde Maßnahmen sind nicht zuletzt deshalb von erheblicher Bedeutung, weil sich Gesundheitsschäden und schädigendes Verhalten oftmals im Erwachsenenalter fortsetzen. So wird etwa in der von der EU geförderten Studie „Social Variations in Health Expectancy in Europe" ausgeführt, dass „Kinder aus den unteren Statusgruppen als Erwachsene zumeist eine besonders hohe Gesundheitsgefährdung aufweisen, und dass eine Kumulation von sozioökonomischen Belastungen im Lebensverlauf zu einer großen Gesundheitsbelastung führt" (Mielck, 2005: 100). Auf Grund der vergleichsweise geringen sozialen Mobilität in Deutschland sowie der nachhaltigen Beeinflussung des Gesundheitsverhaltens von Kindern und Jugendlichen durch ihre Eltern, ist ein Kreislauf sich von Generation zu Generation fortsetzender gesundheitlicher Ungleichheit nur durch effektive und gezielte Gesundheitsförderung wirksam zu durchbrechen.

Auch bei gesundheitsfördernden Maßnahmen für Kinder und Jugendliche ist in den letzten Jahrzehnten eine spürbare Abkehr von einer pathogenen und eine Hinwendung zu einer salutogenetische Orientierung zu verzeichnen, d. h es werden vermehrt Maßnahmen und Programme angeboten, welche der Ressourcen- bzw. Abwehrstärkung der betreffenden Zielgruppe dienen (vgl. Jerusalem / Klein-Heßling / Mittag, 2003: 4).

### 5.1 Gesundheitsförderung

Gesundheitsförderung lässt sich definieren als „das Zusammenführen von zwei strategischen Ansätze: der Stärkung von persönlicher und sozialer Gesundheitskompetenz verbunden mit einer systematischen Politik, die auf die Verbesserung von Gesundheitsdeterminanten und den Abbau von gesundheitlicher Ungleichheit abzielt" (Schwartz, 2003: 182). Gemäß der 1986 von der WHO verfassten Ottawa Charta für Gesundheitsförderung besteht das Ziel vor allem in dem Empowerment aller Bevölkerungsschichten, um ihnen die Durchsetzung gesundheitlicher Selbstbestimmung und eine Verbesserung der Gesundheit zu ermöglichen. Dies stellt eine pragmatische Neuorientierung der Gesundheitswissenschaften in Form einer Abkehr von der auf „Vermeidungsstrategien" der Krankheitsbekämpfung, Gesundheitsschutz und Prävention beschränkten Sozialmedizin dar, deren Ursprung in das 19. Jahrhundert zurück reicht, hin zu einer auf Verbesserung der Lebensbedingungen und der gesundheitlichen Kompetenzen der Bevölkerung abzielenden „Promotionsstrategie" der modernen, den Sozial- und Kulturwissenschaften nahestehenden Gesundheitsförderung (vgl. Hurrelmann / Laaser, 2006: 750). Wegweisend für diese Entwicklung ist unter anderem das Salutogenese-Modell von Aaron Antonovsky, das sich nicht mit Ursachen von Krankheit, sondern mit den Entstehungsbedingungen von Gesundheit und deren Förderungsmöglichkeiten beschäftigt: „Die Gesundheitsförderung stellt die Frage: „Wie wird Gesundheit hergestellt?" ins strategische Zentrum, es gilt Defizitmodelle gegen Unterstützungsmodelle auszutauschen oder sie zumindest zu ergänzen" (Schwartz, 2003: 184).

Es lässt sich keine klare Abgrenzung Gesundheitsförderung vornehmen; vielmehr ist sie dem Ansatz nach multidimensional und interdisziplinär ausgerichtet und verlangt ein intersektorales und ressortübergreifendes Vorgehen. Ihre wissenschaftliche Ausrichtung umfasst neben Empowerment und Partizipation, Chancengleichheit, Salutogenese bzw. Ressourcenorientierung sowie ein interaktives und systematisches Vorgehen. Die in der Ottawa Charta benannten Handlungsebene Politik, Lebenswelten, individuelle Kompetenz, soziales Handeln und „Neuorientierung des professionellen Gesundheitshandeln, besonders im Hinblick auf die Klientenorientierung und ein verstärktes präventives Handeln sind ebenfalls nicht als strikt getrennte Bereiche aufzufassen, sondern durch einen „dynamischen Verstärkereffekt" miteinander verbunden (Schwartz, 2003: 183). Seit ihrer Etablierung hat die Ottawa Charta die Entwicklung neuer Interventionsstrategien maßgeblich beeinflusst (vgl. Hurrelmann / Laaser, 2006: 768). Nicht zuletzt hat sie ein

## 5.2 Interventionsstrategien

Die Bereich Gesundheitsförderung und Krankheitsvermeidung lassen sich ebenfalls nicht strikt gegeneinander abgrenzen; im Gegenteil, Empowerment und sozialkompensatorische Ansätze wie auch Prävention ergänzen sich gegenseitig. Präventionsstrategien lassen sich vornehmlich unterscheiden in Verhaltens- und Verhältnisprävention. Unter verhaltenspräventiven Strategien sind Maßnahmen zu verstehen, die direkt auf das individuelle Verhalten bzw. auf eine Verbesserung des individuellen Gesundheitszustands abstellen. Demgegenüber beziehen sich verhältnispräventive Maßnahmen auf eine Veränderung der Lebensumstände, Lebens- und Umwelt von Personengruppen (vgl. dies., 2006: 760).

Weiterhin lässt sich differenzieren nach ressourcenstärkenden und subjektorientierten Interventionsstrategien. Ressourcenstärkung bedeutet im Unterschied zur „Reduktion von Belastung", dass Ressourcen gefördert und gestärkt werden, „um existierende Belastungen besser zu bewältigen", wobei Umweltbedingungen bzw. deren Veränderungen nicht in angemessener Weise bedacht werden. Subjektorientierung stellt auf das einzelne Individuum ab, indem individuelle „Schutzmechanismen" gegen bestehende Risikofaktoren, etwa „biologisch-genetische Faktoren (…), Verhaltensdispositionen und sozio-ökonomische Belastungssituationen", verbessert werden. Diese Schutzmechanismen sind Faktoren, die Belastungssituationen bewältigen helfen und so die individuelle Widerstandskraft gegenüber den Risikofaktoren erhöhen. (Bauer / Bittlingsmayer: 2006: 782-783).

In dem Spannungsfeld von Belastungsverringerung und Ressourcenstärkung sind auch Interventionsstrategien zur Verringerung gesundheitlicher Ungleichheit zu verorten, wobei hier zwei verschiedene Ansätze zu unterschieden sind: „Verringerung der sozialen Ungleichheit" und „Verbesserung der Gesundheits-Chancen für statusniedrige Personen" (vgl. Mielck, 2005: 81). Die erste Variante weist bedingt durch die angestrebten gesellschaftlichen Reformprozesse eine langfristige Orientierung auf und zielt auf eine ursächliche Bekämpfung ab, indem die Bedingungsfaktoren für das Auftreten gesundheitlicher Ungleichheit zumindest reduziert werden. Der zweite Ansatz ist wesentlich pragmatischer ausgerichtet und bietet kurz- bzw. mittelfristige Strategien zur Verbesserung der Gesundheitssituation sozial Benachteiligter.

Im weiteren Verlauf werden an Hand gesundheitsfördernder Maßnahmen aus Brandenburg und Hamburg exemplarisch vor allem gruppenspezifische und sozialkompensatorische Strategien zur Ressourcenstärkung vorgestellt, die allerdings durch eine Verbesserung der gesundheitlichen Situation deprivierter Personen auch eine Beitrag zur Verringerung gesundheitlicher und sozialer Ungleichheit leisten können.

## 5. 3 Gesundheitsfördernde Maßnahmen für Kinder und Jugendliche in Brandenburg und Hamburg

Das *Land Brandenburg* hat zur Verbesserung der gesundheitliche Situation von Kindern ein so genanntes „Bündnis Gesund Aufwachsen in Brandenburg" (BGA) ins Leben gerufen, das derzeit sechs Handlungsfelder umfasst: „1. Bewegung, Ernährung, Stressbewältigung; 2. Früherkennung / Frühförderung; 3. Mundgesundheit; 4. Unfall- und Gewaltprävention; 5. Seelische Gesundheit; 6. Pädiatrische Versorgung" (Ministerium für Arbeit, Soziales, Gesundheit und Familie des Landes Brandenburg, 2007: 41). Das BGA stellt einen Zusammenschluss von ungefähr 70 Akteuren dar, u. a. Ministerien, Kommunen, Krankenkassen, Kassenärztliche Vereinigung, Landesverband der Kinder- und Jugendärzte, akademische Einrichtungen, Wohlfahrtsverbände, freie Träger und Initiativen.

Besonderes Gewicht kommt hier dem Bereich der Früherkennung zu. Das Ziel der Früherkennung besteht darin, den Frühförderbedarf bei angeboren chronischen Krankheiten oder angeborenen oder drohenden Behinderungen sowie bei Kindern mit Entwicklungsrisiken, Beziehungs- oder Sprachstörungen möglichst früh zu erkennen, um rechtzeitig behandeln zu können. Eine verbesserte Früherkennung setzt eine entsprechende Teilnahmemotivation der Eltern voraus. Zur Stärkung der Motivation sind folgende Maßnahmen geplant· Pressekampagnen, kontinuierliche Information über die Mitgliederzeitschriften der gesetzlichen Krankenkassen, Erinnerungsschreiben der Krankenkassen, Ausklärungsarbeit auf Elternabenden in Kindertagestätten und Schulen, Elternbriefe (vgl. ders., 2007: 31).

Weiterhin besondere Beachtung findet der Bereich „Kita-Besuch und Gesundheit", wobei festgestellt wurde, dass Kita-Kinder eine besseren Gesundheitsstatus aufweisen als „Haus-Kinder" (Kinder, die zuhause betreut werden): „Sie haben seltener frühförderrelevante Befunde (...), die Inanspruchnahme der gesetzliche Früherkennungsuntersuchungen (...) liegt bei Kita-Kindern deutlich höher als bei Haus-Kindern. (...) Haus-Kinder kommen häufiger aus sozial benachteiligten Verhältnissen" (ders., 2007: 73). Von daher ist die Kita-Betreuung möglichst auszuweiten., denn obgleich sich die gesundheitlichen Unterschiede der Kinder auch aus den Statusunterschieden der Eltern erklären lassen, ist ein Teil des gesundheitlichen Gefälles durch den Kita-Besuch zu erklären. Das heißt, dass „der Kita-Besuch eine sozialkompensatorische Wirkung hat. Daher liegt es nahe, die Hürden für einen

Kita-Besuch bei sozial benachteiligten Familien so niedrig wie möglich zu machen" (ders., 2007: 76). Weitere Schwerpunkte des BGA sind Unfallverhütung, Gewaltprävention und Frühförderung für behinderte und entwicklungsgestörte Kinder. Die Evaluation der Maßnahmen und Programme erfolgt in erster Linie durch eine möglichst detaillierte Datenerfassung und Gesundheitsberichterstattung (weiter dazu: ders., 2007: 101-102).

In *Hamburg* setzt man neben medizinischen Früherkennungsprogrammen, zielgruppenspezifische Aufklärung und Sprach- und Jugendförderung vor allem auf den quantitativen und qualitativen Ausbau der institutionellen Kindertagesbetreuung. Die „Hamburger Allianz für Familien", eine Kooperation von Senat und Hamburger Unternehmen mit dem Ziel, Hamburg familienfreundlicher zu machen, setzt sich für den Ausbau der betrieblichen Kindertagesbetreuung. Diese sollen auch Kindern aus dem „Wohnumfeld offen stehen" und sich durch „besondere Qualität auszeichnen. Das können verlängerte Öffnungszeiten sein, besondere pädagogische Angebote für Kinder, Angebote zur Stärkung der elterlichen Erziehungskompetenz oder praktische Unterstützung (...)" (Behörde für Soziales, Familie, Gesundheit und Verbraucherschutz der Freien und Hansestadt Hamburg, 2007: 14). Neben diesen Betriebskindergarten wird auch das Angebot an Kindertageseinrichtungen öffentlicher, gemeinnütziger, kirchlicher und privater Trägerschaft ausgebaut. Das „Hamburgische Kinderbetreuungsgesetz" vom 27. 04. 2004 schreibt die ärztliche und zahnärztliche Untersuchung der Kita-Kinder seit 2006 vor. „Mit den Untersuchungen wird das Ziel verfolgt, auf der Grundlage einheitlicher Standards Auffälligkeiten in der gesundheitlichen Entwicklung von Kindern möglichst frühzeitig zu erkennen, um schnellstmöglich geeignete Therapien oder Behandlungen einleiten zu können" (ders., 2007: 16). Die Evaluation der Maßnahmen erfolgt im Kindergesundheitsbericht der Behörde. Des Weitern wurden zahlreiche Kooperations- und Aufklärungsprojekte gestartet, etwa seit Sommer 2006 das „Babywillkommenspaket", ein kostenloser Erinnerungsservice an Vorsorgeuntersuchungstermine in deutscher und türkischer Sprache oder die „Aktion gesunde Kinder – Eltern, KiTa, Kinderärzte" zur Früherkennung von Entwicklungsrisiken (vgl. Behörde für Soziales, Familie, Gesundheit und Verbraucherschutz der Freien und Hansestadt Hamburg: Früh erkennen – früh behandeln. Ergebnisse in Kinderarztpraxen, 2007: 13-15).

# 6. Zusammenfassung und Ausblick

Die Entstehung gesundheitlicher Ungleichheit wird auch bei Kindern und Jugendlichen maßgeblich von dem Vorliegen vertikaler sozialer Ungleichheit verursacht. Diese wiederum bewirkt in der Regel eine überdurchschnittlich hohe gesundheitliche Belastung, beispielsweise hinsichtlich der Wohnsituation, und ein unterdurchschnittliches Maß an Bewältigungsressourcen, etwa in Form tragfähiger sozialer Netzwerke. Soziale Ungleichheit zieht außerdem eine ungleiche gesundheitliche Versorgung nach sich, was sowohl auf individueller Ebene die Arzt-Patient-Kommunikation als auch auf kollektiver Ebene die deutlich schlechte ärztliche Versorgung in sozial benachteiligten Vierteln angeht. Das Gesundheitsverhalten ist ebenfalls von dem jeweiligen Sozialstatus abhängig; in sozial benachteiligten Schichten ist gesundheitsschädigendes verhalten besonders häufig, gesundheitsförderndes Verhalten hingegen eher selten zu beobachten. Aus epidemiologischer sich festhalten, dass Kinder und Jugendliche eine vergleichsweise gesunde Bevölkerungsgruppe darstellen, wobei jedoch auch in dieser Altersgruppe eine Abnahme akuter und eine deutliche Zunahme chronischer Erkrankungen zu verzeichnen ist.

Das Gesundheitsverhalten von Kindern wird in hohem Maße von dem der Eltern geprägt; auch Jugendliche werden aller Autonomiebestrebungen zum Trotze maßgeblich – wenn oft auch nur unmittelbar – von dem Gesundheitsverhalten ihrer Eltern beeinflusst. Alternative Verhaltensweisen werden wegen der geringen sozialen Mobilität und dank der Tatsache, dass sich Jugendliche zumeist an Peer Groups mit ihnen ähnlichen Verhaltensweisen orientieren, kaum vermittelt. Auf Grund ihrer alterstypischen Einstellungen sind Jugendliche gesundheitlichen Appellen gegenüber schwer zugänglich, bei Jugendlichen aus bildungsfernen Schichten mit geringem sozialen Status kommen überdies sprachliche und Verständnisbarrieren hinzu. Verhaltenspräventive Maßnahmen sind hier wenig sinnvoll und sollten stets nur in Verbindung mit verhältnispräventiver Gesundheitsförderung zur Anwendung kommen. Letzte zielen darauf ab, die gesundheitlichen wie auch die sozialen Lebensbedingungen der Jugendlichen zu verbessern. So reicht es zum Beispiel nicht, Jugendliche, deren Eltern die Beiträge für einen Sportverein nicht bezahlen können, mit Aufklärungsmaterial über die Vorteile sportlicher Aktivitäten zu versorgen, ohne gleichzeitig entsprechende (kostenneutrale) Angebote zu offerieren.

Besonders vielversprechend sind gesundheitsfördernde Maßnahmen, die bereits im Kindergartenalter ansetzen. Da Gesundheitsverhalten gelernt bzw. im Rahmen der Sozialisation erworben wird, bestehen gerade in dieser Altersgruppe die Chancen für eine wirkungsvolle Intervention sowohl in präventivmedizinischer wie auch in sozialer Hinsicht am größten. Hierbei sind neben interdisziplinärer Kooperation vor allem die Zusammenarbeit mit den Eltern sowie die Stärkung ihrer gesundheitlichen und pädagogischen Kompetenzen notwendig. Familienförderung ist somit eine sinnvolle Maßnahme der Gesundheitsförderung, da eine funktionale Familie per se eine gesundheitliche Ressource darstellt.

Gesundheitsförderung ist grundsätzlich auf interdisziplinäre Kooperation angelegt; diesbezüglich kommen vor allen Dingen bildungs- und sozialpolitische Maßnahmen in Betracht. Dem gesundheitswissenschaftlichen Paradigmenwechsel von einem Defizit- zu einem Unterstützungsmodell folgend, sollten gesundheitsfördernde Maßnahmen überwiegend ressourcenstärkend orientiert sein. Um eine möglichst hohen Wirkungsgrad zu erzielen, ist es ratsam, gesundheitsfördernde Maßnahmen (ziel)gruppenspezifisch auszurichten, wobei neben der sprachlichen Ebene – deutsch und/oder fremdsprachig, angemessenes und verständliches Sprachniveau – auch schicht- und altersspezifische Aspekte zu berücksichtigen sind. Bezogen auf Kinder und Jugendliche bleibt festzustellen, dass Gesundheitsförderung umso erfolgreicher ist, je früher sie ansetzt; sodass Projekte und Maßnahmen nach Möglichkeit schon im Kindergartenalter durchgeführt werden sollten. Es sind spezielle altersgerechte Formen auch für Jugendliche zu bevorzugen, etwa durch schulische Gesundheitserziehung, zum Beispiel „Gesunde Schule", aber auch die Einführung entsprechender Unterrichtsfächer und – module. Weiterhin vielversprechend sind stadtteil- bzw. wohnviertelbezogene Maßnahmen, welche die Kinder, Jugendliche und ihre Familien direkt in ihrem sozialen Umfeld erreichen. Eine nachhaltige Verbesserung der Gesundheitssituation von Kindern und Jugendlichen ließe sich somit durch gesundheitsfördernde Maßnahmen unter Berücksichtigung der genannten Kriterien erreichen.

.

# Literaturnachweis

Bauer, U., Bittlingsmayer, U. : Zielgruppenspezifische Gesundheitsförderung, in: Hurrelmann et al (Hrsg.): Handbuch Gesundheitswissenschaften, 2006, S.781 – 818

Beck, U. : Risikogesellschaft. Auf dem Weg in eine andere Moderne, 1986

Behörde für Soziales, Familie, Gesundheit und Verbraucherschutz der Freien und Hansestadt Hamburg: Entwicklungsauffälligkeit bei Kindern: Früh erkennen – früh behandeln. Ergebnisse einer Erhebung in Kinderarztpraxen, 2007

Dies.: Familien stärken – Kinder schützen. Kinder- und Jugendbericht 2002 – 2007

Bundesministerium für Arbeit und Soziales: Lebenslagen in Deutschland. Der 2. Armuts- und Reichtumsbericht der Bundesregierung, 2005

Bundesministerium für Gesundheit: Gesundheitsberichterstattung des Bundes. Gesundheit in Deutschland, 2006

Brand A., Brand H., Schröder P., Laaser U.: Epidemiologische Verfahren in den Gesundheitswissenschaften, in: Hurrelmann et al (Hrsg.): Handbuch Gesundheitswissenschaft, 2006, S. 255 – 300

Elkeles T., Mielck A.: Ansätze zur Erklärung und Verringerung gesundheitlicher Ungleichheit, in: Jahrbuch für Kritische Medizin, Band 26, 1997, S. 23 – 44

Gerhards J., Rössel J.: Das Ernährungsverhalten Jugendlicher im Kontext ihrer Lebensstile. Eine empirische Studie im Auftrag der Bundeszentrale für gesundheitliche Aufklärung, 2003

Hurrelmann, K.: Gesundheitsrisiken von sozial benachteiligten Kindern, in: Altgelt T., Hofrichter P. (Hrsg.). Reiches Land – kranke Kinder? 2000, S. 21 – 30

Jerusalem M., Klein-Heßling J., Mittag W.: Gesundheitsförderung und Prävention im Kindes- und Jugendalter, in: Badura et al (Hrsg.): Zeitschrift für Gesundheitswissenschaft, Heft 3 2003, s. 247 – 262

Klink, F.: Psychosoziale und gesundheitliche Auswirkungen bei von Arbeitslosigkeit betroffenen und bedrohten Jugendlichen – geschlechtsspezifisch betrachtet, in: Altgelt T, Hofrichter P. (Hrsg.): Reiches Land – kranke Kinder, 2000. S. 43 – 64

Kolip P., Lademann J.: Familie und Gesundheit, in: Hurrelmann et al (Hrsg.): Handbuch Gesundheitswissenschaften, 2006, S. 625 – 652

Kurth B-M., Ziese T.: Die Epidemiologie von Gesundheit und Krankheit, in: Hurrelmann et al (Hrsg.): Handbuch Gesundheitswissenschaften, 2006, S. 483 – 510

Kamtsiuris P., Atzpodien K., Ellert U., Schlack R., Schlaud M.: Prävalenz von somatischen Erkrankungen bei Kindern und Jugendlichen in Deutschland. Ergebnisse des Kinder- und Jugendsurveys, in: Bundesgesundheitsblatt 5/6, 2007, S. 686 – 700

Lampert T., Mensink G.B.M., Romahn N., Woll A.: Körperlich-sportliche Aktivität von Kindern und Jugendlichen in Deutschland. Ergebnisse des Kinder- und Jugendsurveys, in: Bundesgesundheitsblatt 5/6, 2007, S. 634 - 642

Lampert T., Sygusch R., Schlack R.: Nutzung elektronischer Medien im Jugendalter. Ergebnisse des Kinder- und Jugendsurveys, in: Bundesgesundheitsblatt 5/6, 2007, S. 643 -652

Lampert T., Thamm M.: Tabak-, Alkohol- und Drogenkonsum von Jugendlichen in Deutschland. Ergebnisse des Kinder- und Jugendsurveys, in: bundesgesundheitsblatt 5/6, 2007, S. 600 - 608

Lauterbach K., Lünen M., Gerber A., Klever-Deichert G.: Zum Zusammenhang zwischen Einkommen und Lebenserwartung. Studien zur Gesundheit, Medizin und Gesellschaft, 2006

Mensink G.B.M., Klelser C., Richter A.: Lebensmittelverzehr bei Kindern und Jugendlichen in Deutschland. Ergebnisse des Kinder- und Jugendsurveys, in: Bundesgesundheitsblatt 5/6, 2007, S. 609 – 623

Mielck, A.: Soziale Ungleichheit und Gesundheit. Einführung in die aktuelle Diskussion, 2005

Mielck A., Helmert U.:  Soziale Ungleichheit und Gesundheit, in: Hurrelmann et al (Hrsg.): Handbuch Gesundheitswissenschaften, 2006, S. 603 – 624

Ministerium für Arbeit, Soziales, Gesundheit und Familie des Landes Brandenburg: Wir lassen kein Kind zurück. Soziale und gesundheitliche Lage von kleinen Kindern im Land Brandenburg, 2007

Palentin, C.: Kinder- und Jugendarmut in Deutschland. Verbreitung, Folgen, Prävention, 2003

Pinquart M., Silbereisen R.K.: Gesundheitsverhalten im Kindes und Jugendalter, in: Bundesgesundheitsblatt 11/2007, S. 873 – 878

Schwartz F.W. et al (Hrsg.):  Das Public Health Buch. Gesundheit und Gesundheitswesen, 2003

Simon, F.B.: Krankheit und Gesundheit in systemischer Sicht, in: Kröger F. et al (Hrsg.): Familie, System und Gesundheit. Systemische Konzepte für ein soziales Gesundheitswesen, 2000, S. 49 – 61

Zimbardo, P.G.:  Psychologie, 1995

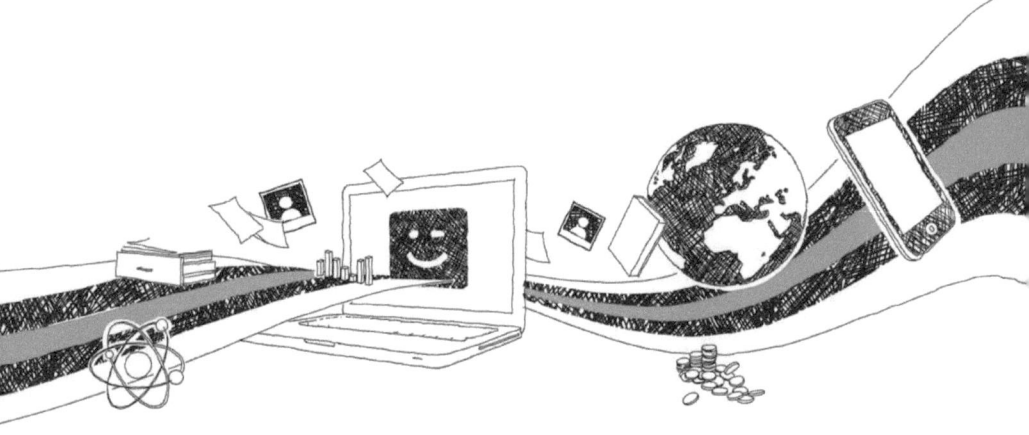
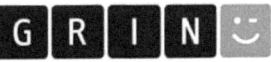